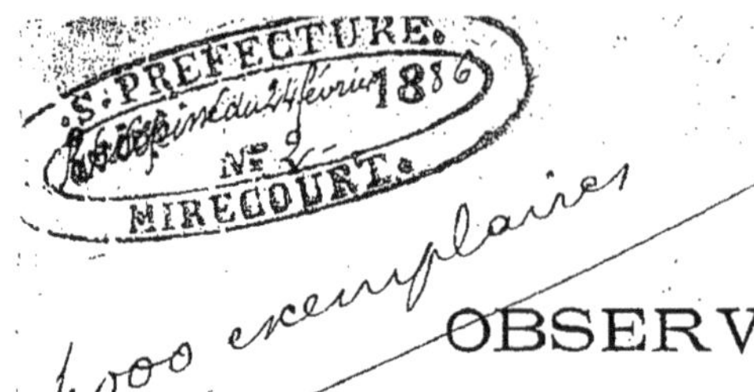

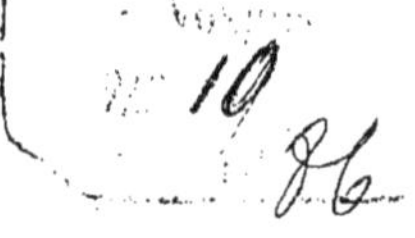

OBSERVATIONS

EXTRAITES DU

TRAITÉ THÉORIQUE & PRATIQUE

DE

LA GOUTTE

PAR

Le Dr LECORCHÉ

Médecin des Hôpitaux

MIRECOURT

TYPOGRAPHIE ET LITHOGRAPHIE CHASSEL

1886

OBSERVATIONS

EXTRAITES DU

TRAITÉ THÉORIQUE ET PRATIQUE

DE

LA GOUTTE

OBSERVATIONS

EXTRAITES DU

TRAITÉ THÉORIQUE & PRATIQUE

DE

LA GOUTTE

PAR

Le Dr LECORCHÉ

Médecin des Hôpitaux

MIRECOURT

TYPOGRAPHIE ET LITHOGRAPHIE CHASSEL

1886

OBSERVATIONS

EXTRAITES DU

TRAITÉ THÉORIQUE ET PRATIQUE

DE

LA GOUTTE

Production de l'acide urique.

Nous avons étudié chez un individu atteint d'hémiplégie gauche ancienne, bien portant en dehors de cette infirmité, l'action de l'eau de Vittel. Trois bouteilles en six jours déterminèrent un abaissement remarquable de l'acide urique, qui de 0 gr. 516 tomba à 0 gr. 056 dans les 24 heures, pour remonter à 0 gr. 344 et 0 gr. 355, trois et quatre jours après la suppression de l'eau minérale. Voici le tableau des analyses faites (page 56) :

Obs. IX. — Eau de Vittel. — Homme de 70 ans, atteint d'hémiplégie gauche ancienne.

DATES	QUANTITÉ dans les 24 h.	DENSITÉ	URÉE	ACIDE urique	OBSERVATIONS.
30 Août 1879	600	1025	10.592	0.516	2 verres d'eau de Vittel à partir du 1er Septembre.
2 Septembre	2200	1010	19.727	0.223	—
4 «	1500	1010	15.272	0.195	—
5 «	1000	1014	12.810	0.205	—
7 «	1400	1008	12.533	0.056	—
10 «	400	1025	8.198	0.344	On supprime l'eau de Vittel le 7 Septembre.
11 «	500	1020	8.196	0.355	

LA GOUTTE DANS LES ARTICULATIONS

Goutte acquise.

Obs. IV. — Goutte acquise — Troisième attaque. — Marche de la fièvre. — Température locale (page 174).

A..., âgé de cinquante-et-un ans, commissionnaire en vins à Bercy, entré le 1er Juin 1882 à la maison Dubois.

Antécédents. — Ni rhumatisme ni goutte dans la famille de cet homme, aucune maladie ayant quelque rapport avec l'une ou l'autre de ces deux diathèses. Le malade, jusqu'en 1878, a toujours joui d'une bonne santé. Il dit n'avoir jamais été malade.

Cependant ses fonctions digestives n'ont pas été toujours parfaites. De temps à autre, surtout depuis quelques années, il avait des pesanteurs d'estomac après ses repas; quelquefois il avait des vertiges survenant surtout le matin, vertiges qui le forçaient à s'arrêter un instant. Ce malade a toujours vécu assez largement. Commissionnaire à Bercy, il se nourrissait bien et buvait surtout beaucoup de bon vin. Cependant, pendant ces quatres dernières années l'appétit a beaucoup diminué. Aucun autre antécédent pathologique ; pas d'hémorroïdes, pas de syphilis. Plusieurs blennorhagies pendant la jeunesse.

Le début des accidents remonte à 1878. A cette époque, au mois d'août, cet homme tomba à l'eau ; le jour après il avait sa première attaque de goutte. L'articulation tibio-tarsienne du côté gauche fut d'abord prise en même temps que le gros orteil du même côté. La douleur fut très vive, la tuméfaction considérable, les symptômes douloureux étaient violents, surtout pendant la nuit. Il se soigna avec un emplâtre composé de séné et de poivre blanc appliqué sur le point malade, les douleurs durèrent ainsi pendant douze jours, puis la résolution survint ; mais presque aussitôt se produisit une douleur vive avec tuméfaction du poignet gauche ; même marche que pour le pied ; guérison complète au bout de trois semaines.

La deuxième attaque eut lieu en 81, au mois de mars. Celle-ci fut plus légère, le gros orteil du côté droit fut seul pris ; guérison au bout de huit jours, pas de cause occasionnelle de cette attaque.

C'est entre ces deux attaques que les vertiges furent surtout fréquents.

La troisième attaque est celle qui l'amène à l'hôpital. Sans cause occasionnelle, cet homme a été pris, il y a six jours, de douleurs dans le pied droit. Il eut recours à l'emplâtre de séné et poivre blanc.

Etat actuel. — Homme vigoureux, visage rouge, embonpoint assez prononcé.

Ce malade se plaint de souffrir du pied gauche depuis quatre jours ; la douleur a commencé par le gros orteil et s'est étendue au dos du pied. Le malade a appliqué encore cette fois l'emplâtre de séné et poivre blanc. Aussi arrive-t-il à l'hôpital avec de grosses phlyctènes sur le dos du pied. La tuméfaction constatée au niveau des parties malades n'a pas grande importance, car il est difficile de faire la part de la maladie et de l'inflammation provoquée par l'emplâtre. La douleur est vive, s'exaspère pendant la nuit. — On recueille la sérosité des phlyctènes, on n'y constate pas d'acide urique.

Mais cette même sérosité traitée par l'acide chlorydrique contient des cristaux d'acide urique. Les parties atteintes semblent être les articulations médio-tarsienne et tibio-tarsienne.

La température locale,à ce niveau, est de 37° 6 sur le pied malade et de 36 sur le pied sain.

Température axillaire 38° le soir (voir ci-dessus). Rien au cœur. Quelques râles de bronchite ; un peu de dyspnée.

Langue sèche ; inappétence; soif assez vive ; constipation ; très peu d'agitation, sommeil presque nul en raison de la douleur.

Urines rouges déposant un sédiment briqueté.

3 *Juin.* — Même état. Articulation gonflée. Phlyctène énorme ; il en sort un liquide gélatineux.

Urines.		
	Quantité	1500
	Densité	1014
	Urée	12.8
	Acide urique	0.15

5 *Juin.* — Pied moins gonflé. Douleurs un peu moins vives.

Urines.		
	Quantité	1200
	Densité	1020
	Urée	15
	Acide urique	0.20

6 *Juin.* — Même état. Le malade se plaint de vives démangeaisons au niveau du pied malade.

Urines.		
	Quantité	750
	Densité	1020
	Urée	21.7
	Acide urique	0.35

7 *Juin.* — La phlyctène s'affaisse ; la rougeur du pied diminue ; la douleur est beaucoup moins vive.

Etat général plus satisfaisant, le sommeil est un peu revenu.

Urines.		
	Quantité	1000
	Densité	1020
	Urée	19
	Acide urique	0.35

8 *Juin.* — Mieux considérable, du moins du côté du pied.

Urines.	Quantité	800
	Densité	1020
	Urée	21.7
	Acide urique	0.20

9 *Juin.* — Nouvelle poussée au niveau de la main gauche. Le dos de la main est gonflé, rouge. La rougeur assez vive, s'étend depuis les articulations métacarpo-phalangiennes, jusqu'au-dessus de l'articulation radio-carpienne ; mouvements du poignet très douloureux ; la flexion des doigts est aussi douloureuse, le malade a beaucoup souffert toute la nuit.

Urines.	Quantité	1200
	Densité	1021
	Urée	21.2
	Acide urique	0.40

11 *Juin.* — Même état. Pied guéri. Main gonflée, douloureuse et rouge. Le malade a beaucoup souffert pendant la nuit.

12 *Juin.* — Même état.

Urines.	Quantité	2000
	Densité	1015
	Urée	12.8
	Acide urique	0.25

14 *Juin.* -- Douleur de la main a diminué un peu ; pied absolument guéri, mais toujours un peu endolori.

Urines.	Quantité	2200
	Densité	1012
	Urée	12.8
	Acide urique	0.10

16 *Juin.* — Tuméfaction et douleur diminuées.

Urines.	Quantité	2000
	Densité	1014
	Urée	14.3
	Acide urique	0.20

On donne au malade 4 grammes de salicylate de soude.

18 *Juin.* — Douleur a bien diminué ; mais le gonflement n'a pas encore disparu ; appétit revenu.

Urines.	Quantité	1000
	Densité	1027
	Urée	23
	Acide urique	0.90

20 *Juin.* — L'attaque a complètement cessé ; le malade va bien comme état général, mais il reste un peu d'endolorissement des deux articulations primitivement malades

Trois grammes de salicylate de soude.

Urines.	Quantité	1600
	Densité	1023
	Urée	19
	Acide urique	0.70

21 *Juin.* — On cesse tout traitement ; le malade va bien.

23 Juin. — Urines.	Quantité	1800
	Densité	1012
	Urée	12.8
	Acide urique	0.25
26 Juin. — Urines.	Quantité	1500
	Densité	1020
	Urée	12.8
	Acide urique	0.80

27 *Juin.* — On donne de l'eau de Vittel.

29 Juin. — Urines.	Quantité	3000
	Densité	1012
	Urée	10
	Acide urique	0.20
30 Juin. — Urines.	Quantité	2500
	Densité	1012
	Urée	7
	Acide urique	0.15
3 Juillet. — Urines.	Quantité	2500
	Densité	1008
	Urée	8
	Acide urique	0.10

Le malade sort complètement guéri.

LA GOUTTE DANS LES ORGANES

Goutte de l'estomac.

Obs. XXIII. — Troubles gastriques alternant avec la goutte articulaire. — Obésité. (page 241).

Mme M..., âgée de cinquante-cinq ans. Embonpoint exagéré, appétit considérable, nombreux cas de goutte dans sa famille. Manifestation goutteuse articulaire multiple aux pieds, aux orteils, au niveau des chevilles.

Parfois disparition de ces manifestations articulaires et remplacement de ces manifestations par des troubles gastriques (crampes d'estomac provoquées surtout par la digestion, avec formation de gaz).

Lorsque viennent à disparaître ces troubles gastriques, il n'est pas rare, comme j'ai pu le constater récemment, de voir l'une des jointures, l'articulation tibio-tarsienne gauche, par exemple, se tuméfier et devenir douloureuse.

En 1881, la malade fut, pendant plusieurs semaines, atteinte de douleurs localisées aux genoux, qui ne cédèrent qu'à l'usage de l'eau de Vittel.

Légère déformation à la dernière articulation du médius gauche et de l'index droit.

Parfois douleur à la nuque, différente de la migraine et paraissant associée avec les manifestations articulaires des membres.

La malade se plaint de fréquentes palpitations sans avoir rien d'anormal au cœur qui semble gros cependant et qui est peut-être un peu graisseux.

Elle se plaint en outre d'avoir des crampes fréquentes dans les membres, surtout dans les genoux. Elle est atteinte d'angine granuleuse et l'an dernier a longtemps souffert de conjonctivite.

Goutte de l'intestin.

L'entéralgie goutteuse persiste avec une tenacité remarquable résistant à tous les moyens ordinaires ; elle cède souvent avec rapidité à un traitement dirigé contre la maladie générale. Dans le cas suivant, le malade depuis six ans souffrait de douleurs de ventre presque continues, s'exaspérant régulièrement chaque matin sous forme de crise de coliques pendant une demi-heure; une saison à Vittel fit disparaître complètement les troubles intestinaux (page 243).

Obs. XXVII. — Entéralgie goutteuse ayant cédé à une saison à Vittel.

M..., âgé de cinquante-deux ans. — Tous les membres de sa famille sont goutteux, sauf son père (goutte, gravelle, diabète, coliques néphrétiques). Lui, n'a jamais eu de douleurs articulaires mais fréquemment sables dans les urines, calvitie précoce, fièvres intermittentes en Afrique. Pas d'excès de boissons.

En 1875, il a commencé à souffrir de l'intestin ; il a des tranchées, des tiraillements continuels dans le ventre avec des besoins d'aller à la selle non suivis d'effet. — Lors des selles, garde-robes mal digérées. Tous les matins, vers onze heures, il est pris d'une crise de coliques qui dure une demi-heure, souvent sans garde-robe. Les douleurs abdominales sont presque continues, s'exaspérant par moments.

Hémorroïdes; suintement à l'anus habituel ; une fois véritable hémorragie intestinale.

L'appétit est bon ; la langue rosée ; l'embonpoint conservé.

Nous conseillons eu 1879 une saison à Vittel. A la suite de cette cure, les coliques disparurent complètement et n'ont plus reparu depuis.

Goutte rénale et gravelle urique.

Obs. XXXIV. — Goutte articulaire et rénale, crises articulaires et néphrétiques multiples (page 260).

X..., âgé de soixante-dix-sept ans. Antécédents héréditaires. Père et mère goutteux, grand'mère goutteuse morte subitement.

Antécédents personnels. Pas d'obésité, appétit régulier non exagéré, pas d'excès de boisson, bonne santé habituelle.

En 1867-68, plusieurs atteintes de bronchite tenaces persistantes.

En 1869 (Mai), première attaque de goutte (orteil gauche) début brusque la nuit ; la nuit suivante, orteil droit envahi.

Octobre 69, deuxième attaque ; depuis, chaque année, une ou deux attaques. La douleur envahit successivement plusieurs jointures, dure de un mois à six semaines et ne disparaît que lentement en laissant derrière elle une sensibilité exagérée des pieds, qui l'empêche de marcher.

Durée totale de l'attaque : trois mois environ. Du reste hypéresthésie cutanée des pieds constante ; le choc d'une pierre en marchant est très vivement senti et devient une cause d'attaque.

Jusqu'en 1877 manifestations goutteuses localisées aux pieds. En 1877 mains prises, et depuis lors la goutte a envahi successivement les genoux, les coudes et même les épaules.

Doigts des mains déformés, rien aux pieds. Ces déformations datent des premières attaques, elles n'intéressent ni le pouce ni le petit doigt. Elles portent sur les trois doigts de la main gauche, pas de tophus, mais tuméfaction uniforme au niveau de l'articulation de la première avec la deuxième phalange.

Pas de déformation des oreilles.

Envoyé à Vittel, le malade a eu pendant son séjour aux eaux des atteintes de coliques néphrétiques et des attaques de goutte légères. Les coliques néphrétiques s'accompagnaient d'expulsion de graviers d'acide urique, se manifestaient en dehors des attaques de goutte et ne semblaient pas (au dire du malade) avoir de l'influence sur la marche des attaques de goutte. Chaque colique provoque au début l'hématurie.

Les eaux de Vittel ont diminué le nombre des attaques et leur intensité.

Les douleurs sont bien moins vives, bien que la tuméfaction soit aussi considérable.

Urines assez abondantes (2 litres à 2 litres et demi avant et pendant l'attaque) très chargées, elles deviennent claires vers la fin des attaques.

Ni sucre ni albumine.

Cœur sain.

Un peu de dyspnée ; rien aux poumons.

Foie un peu volumineux dépasse de deux travers de doigts les fausses côtes.

Il est allé quatre ans à Vittel.

Depuis Vittel une seule attaque à la fin de l'hiver, douleurs rares, assez vives, ne troublant pas cependant beaucoup le sommeil. La douleur diminue vers trois heures du matin, elle cesse lorsque la tuméfaction est complète. Chaque jointure est le siège de sueurs.

Avant et pendant l'attaque, le soir, le malade est pris de tremblement sans fièvre cependant.

Depuis Vittel également les coliques néphrétiques sont devenues moins fréquentes et moins intenses.

Asthme goutteux.

Obs. LXV. — Coliques néphrétiques. — Goutte articulaire. — Attaques d'asthme suivies de catarrhe bronchique avec emphysème (page 313).

X..., âgé de soixante-trois ans. Pas de diabète ni de goutte dans la famille, gros mangeur. En 1865, affection oculaire caractérisée de rhumatismale par Desmarres.

En 1870, coliques néphrétiques. Deuxième crise néphrétique en 1876. Urine cependant rarement chargée de sable.

En 1879, attaque de goutte à l'orteil droit ; au bout de huit jours, l'orteil gauche se prit.

En 1880, au printemps, attaque d'asthme avec coryza et catarrhe bronchique consécutif. Depuis trois ans, retour des mêmes accidents asthmatiques au printemps. La respiration est restée courte ; on constate actuellement tous les signes de l'emphysème pulmonaire. Le cœur est intact.

Depuis l'apparition de ces attaques d'asthme, le malade n'a eu ni coliques néphrétiques, ni accès de goutte articulaire.

Ce malade est allé sans grand succès, à deux reprises, au Mont-Dore. Nous lui conseillons Vittel ou Contrexéville.

Goutte cervicale.

Obs. — LXXX. — Goutte héréditaire. — Goutte cervicale, avec douleur et raideur de la nuque (page 348).

X..., âgé de trente-huit ans, père goutteux.

A la suite d'un voyage en Italie, fièvre, lienterie.

En 1878, première attaque de goutte ; orteil droit ; durée de cinq à six jours, comme douleur vive ; de six semaines, comme sensibilité et enflure.

Cure à Contrexéville.

Rien en 1879 et 1880.

En 1881, en mai, douleur intense à la nuque, surtout la nuit, qui dura plusieurs mois et se dissipa peu à peu à la suite d'une cure faite à Royat.

En 1882, attaque en août à l'orteil gauche, puis cessation de la douleur de l'orteil, réapparition de la douleur à la nuque ; elle ne s'étend pas au rachis, lui donne une sensation de raideur du cou, comme s'il avait un torticolis ; paraît s'exaspérer après l'ingestion des aliments ; sensibilité de la nuque à la pression.

Sommeil assez bon.

Depuis quelques jours, il ressent aux pieds une douleur fugace, sautant d'un pied à l'autre, qui lui fait pressentir une attaque qui peut-être enlèvera sa céphalalgie.

Digestion laborieuse, café réussit un jour et pas l'autre.

Symptômes de catarrhe gastro-intestinal ; alternative de diarrhée et de constipation.

Ballonnement du ventre.

Pas de palpitations. — Intermittences cardiaques.

Nous conseillons Vittel.

Nevropathie goutteuse.

Obs. LXXXVIII. — Goutte articulaire. — Vertige goutteux (page 358).

X..., âgé de trente-neuf ans, Première attaque de goutte en 1880, à la suite d'excès de table. Douleur dans le pied gauche pendant deux jours; puis, douleur au niveau de l'articulation phalango-metatarsienne, au côté externe d'abord, puis au côté interne de l'orteil droit.

Pendant le reste de l'année, et pendant l'année 1881, douleurs vagues dans les deux pieds et même dans les doigts de la main après un bon repas.

Pourtant le malade ne présente aucun trouble digestif, ni renvois, ni aigreurs. Son appétit est bon, ses digestions sont normales.

Quand nous voyons le malade, en 1882, il se plaint surtout de vertiges fréquents, survenant sans raison à tout instant de la journée; il a aussi en outre une faiblesse, un malaise général, des sensations d'étouffement, d'oppression. Battements du cœur réguliers, pas de bruit anormal à l'auscultation.

Tous ces malaises disparaissent à l'automne de 1882, à la suite d'une cure faite à Vittel.

Goutte des oreilles et des yeux.

Obs. — XCVIII. — Goutte articulaire. — Névralgie faciale. — Otite moyenne. — Ecoulement uréthral pendant un accès de goutte. (page 378).

S...,âgé de soixante-deux ans,entré à la maison Dubois en avril 1877.— Pas de goutte chez le père ou la mère.— Excès de boissons. — Il y a quarante ans, attaque de rhumatisme généralisé qui dura six mois. Toutes les articulations furent prises, même celles de la mâchoire. — A l'âge de trente-deux ans, nouvelles manifestations articulaires limitées cette fois aux pieds. — Peu de fièvres, appétit conservé.

A Mexico, en 1855, attaque sérieuse de goutte aux pieds qui dura deux mois. En 1864, les mains furent prises ; il y eut ankylose du petit doigt. Pendant son séjour au Mexique, le malade n'avait d'attaque que dans les lieux élevés ; rien à la tête.

Depuis son retour en France, en 1864, presque chaque année deux attaques en mai et juillet.

Eczéma généralisé à plusieurs reprises.

Depuis quelque temps la goutte est presque continue ; trois à quatre attaques par an.

Le malade entre à la maison Dubois pour une névralgie faciale à accès irrégulier. La douleur est moins vive depuis que la main droite s'est prise.

Tophus sur le pavillon des oreilles ; il n'y en a pas aux jointures. Les attaques de goutte laissent à leur suite une enflure longtemps persistante et de la difficulté à remuer les membres.

Emissions fréquentes de sable, qui ont diminué depuis l'emploi des eaux de Vittel.

Troubles digestifs que le malade attribue à l'abus de la liqueur de Laville. — Hémorrhoïdes.

Insomnies, qui ont duré parfois très longtemps : treize mois en 1872 et 1873. Vertiges autrefois fréquents.

Pendant l'accès de goutte qui l'amène à la maison Dubois, le malade est pris d'un écoulement uréthral qui disparut avec la fin de l'accès.

En 1879, nous revîmes ce malade pour une nouvelle attaque de goutte dans le cours de laquelle survinrent des troubles du côté de l'oreille droite, une douleur vive dans le conduit auditif, plus prononcée la nuit, à caractère lancinant. Ces douleurs persistèrent pendant plus de trois semaines et laissèrent à leur suite des bourdonnements d'oreille, des sifflements et un affaiblissement considérable de l'ouïe du côté droit.

Catarrhe de l'estomac.

Chez certains goutteux atteints de catarrhe gastro-intestinal subaigu ou chronique, nous nous sommes souvent très bien trouvé de prescrire aux repas, avec le vin, l'usage de certaines eaux sulfatées calcaires, celles de Vittel et d'Aulus. Sous l'influence de ces eaux, nous avons vu disparaître les glaires dont se plaignent les malades, se dissiper le ballonnement du ventre et se régulariser les garde-robes, en même temps que s'espaçaient les attaques de goutte articulaire et les menaces de gravelle.

Ce catarrhe gastro-intestinal s'accompagne le plus souvent de congestion hépatique. C'est même, ainsi que nous l'avons vu, à cet état congestif que Murchison attribue les troubles sympathiques, si nombreux et si fréquents chez les goutteux. Cet état congestif existe rarement seul. Il est exceptionnel qu'on soit obligé de le combattre par des ventouses, des applications de sangsues ou des vésicatoires. On prescrira avec avantage en pareil cas les eaux bi-carbonatées sodiques, les sulfatées sodiques, s'il existe de la constipation. Enfin, si le malade est débilité et si l'on redoute l'action de ces eaux, on conseillera les sulfatées calciques (page 716).

Obs. CXXXIX. — Catarrhe de l'estomac consécutif à des accès de goutte articulaire, amélioré par le colchique et les eaux de Vittel.

N..., âgé de cinquante ans. Vigoureux. Depuis dix ans

environ, obèse, il pesait 210 livres, a maigri depuis un an de 20 livres.

Pas de goutteux dans la famille; pas de maladie antérieure.

Depuis quinze ans il habite l'Amérique du Sud. Il n'a jamais fait d'excès et le pays qu'il habite ne paraît pas prédisposer à la goutte.

Il y a six ans que se manifestèrent pour la première fois des symptômes de goutte régulière localisée aux orteils. Ces attaques se reproduisent deux fois chaque année pendant les cinq premières années. Depuis un an, il est presque constamment en puissance de goutte. Chaque mois surviennent deux ou trois poussées douloureuses, portant tantôt sur les pieds, tantôt sur les mains, et même sur les genoux, durant quelques jours, mais laissant après elle un endolorissement des parties qui ont été le siège de la poussée. Aussi le malade est-il dans l'impossibilité à peu près complète de se lever, de se chausser.

Ses jointures tuméfiées, légèrement œdémateuses, ne sont pas cependant déformées. Il existe quelques craquements dans les genoux lorsque le malade remue les jambes.

Ces poussées douloureuses se montrent subitement et sont surtout prononcées la nuit.

Le malade est pâle, anémique. Il a, comme nous le disons, perdu une vingtaine de livres de son poids.

En même temps que se rapprochaient et se multipliaient ces attaques de gouttes qui prenaient le caractère de la chronicité, le malade voyait survenir des troubles multiples en rapport avec le passage de la goutte articulaire à l'état de goutte viscérale. Il constatait la fréquence de rhumes le plus souvent rebelles au traitement habituel, mais surtout l'apparition de symptômes gastriques très pénibles, des renvois, des aigreurs, du pyrosis. Ces symptômes qui se montraient surtout après les repas, allaient parfois jusqu'à s'accompagner de vomissements. Ils apparaissaient surtout lorsque le malade prenait comme boisson du vin rouge.

Il se plaignait de glaires, de vomissements pituiteux, bien qu'il n'eut jamais fait d'excès de boisson et qu'il ne présentât aucun symptôme d'intoxication alcoolique.

L'appétit était à peu près nul, la constipation habituelle. Il y avait en outre des palpitations très fatigantes sans bruit de souffle appréciable et par conséquent sans lésion d'orifice.

Les urines fréquemment analysées, contenaient de grandes proportions d'acide urique.

En présence de tous ces symptômes nous n'hésitâmes pas à soumettre ce malade à la teinture de colchique (liqueur Laville) et nous eûmes la satisfaction de voir s'améliorer son état. Pour compléter la guérison ou du moins pour assurer l'amélioration, nous lui avons prescrit une saison à Vittel. L'usage de ces eaux provoqua le retour d'une attaque de goutte aiguë, mais malgré ce contre-temps le catarrhe stomacal n'en fut pas moins remarquablement amélioré.

Goutte des organes génito-urinaires.

1° Uricémie. — Albuminurie.

Obs. CXL. — Uricémie. — Albuminurie. — Guérison par l'emploi de l'eau de Vittel (page 719).

D..., âgé de trente-neuf ans, entré le 31 mars à la maison Dubois. Parents très bien portants ; père sujet à quelques douleurs dans les changements de temps, douleurs sans localisation spéciale. Pas d'antécédents goutteux dans la famille.

Enfance du malade ne présente rien à noter. Militaire de 1867 à 1881, n'a eu ni syphilis, ni blennorrhagie, a fait quelques excès de boisson, a bu beaucoup de bière pendant deux ans, alors qu'il était en garnison dans le Nord et pendant sa captivité en Allemagne.

En 1868, il eut une angine couenneuse sans suites graves. En 1879, il fut pris pour la première fois de douleurs dans la région des reins ; il fut mis à l'infirmerie du régiment pendant dix jours et sortit guéri. Deux ans plus tard réapparition de ses douleurs de reins avec extension à la hanche gauche et à la cuisse gauche. Il ne fut pas alité comme la première fois ; cette attaque disparut en quelques jours.

Deux ans se passent sans qu'il éprouve aucune douleur. Troisième rechute s'étant produite progressivement et étant devenue assez violente pour rendre la marche difficile ; impossibilité absolue de fléchir le tronc. Il entre à la maison Dubois, y passe une semaine et se rappelle qu'on avait constaté chez lui de l'albuminurie légère. Frictions et pointes de feu ; il sort amélioré, mais avec une grande raideur persistante. On n'avait pas pris garde à cette albuminurie ; l'examen complet des urines fut négligé.

Aujourd'hui, un mois après son premier séjour à l'hôpital, il nous revient dans l'état suivant :

Douleurs dans les lombes de chaque côté de la colonne vertébrale, douleurs continues avec exacerbations nocturnes empêchant le sommeil.

Douleurs à caractère contusif. Pression de chaque côté de la colonne lombaire exagère cette sensibilité ; les mouvements agissent de même.

Aucune espèce de gonflement, pas de déformation de la région. Aucun symptôme fébrile. Cœur, poumons sains. Pas de troubles gastro-intestinaux.

Les urines de vingt-quatre heures sont recueillies.

1er *Avril.* —	Quantité	1600 cc
	Densité................	1025
	Coloration............	4
	Urée..................	19 gr.
	Acide urique........ .	1 »
	Albumine.............	1 »

Nouvel examen du cœur du malade est absolument négatif. Pas d'œdème circonscrit, fugace, pas de polyurie, etc.

Application de ventouses scarifiées, lait, eau de Vittel.

5 *Avril.* — Diminution très notable des douleurs.

Densité................	1017
Coloration	3
Urée..................	14
Acide urique..........	0.30
Albumine-précipité très peu abondant.......	

8 *Avril.* —	Quantité d'urine.......	2 litres.
	Densité................	1017
	Coloration.............	3
	Urée..................	14
	Acide urique..........	0.40
	Albumine.............	0

2° Cystite aigue.

La cystite aiguë est une des manifestations fréquentes de la diathèse goutteuse, faisant souvent place à une localisation articulaire, d'autres fois consécutive. On arrive d'ordinaire assez facilement à en diminuer l'acuité, à l'aidc de moyens antiphlogistiques ; cataplasme sur le bas-ventre, application de ventouses scarifiées ou de sangsues. En même temps, il faut prescrire des diurétiques, surtout les eaux bicarbonatées sodiques faibles ou les sulfatées calcaires. Nous nous sommes très bien trouvés dans ces cas des eaux de Wildungen, de Vittel.

Céphalalgie goutteuse (page 728).

La céphalalgie goutteuse cède généralement à l'usage du colchique. Nous avons vu le colchique triompher là où les eaux alcalines étaient restées impuissantes. Nous l'avons conseillé avec le même succès dans un cas de délire goutteux. Il ne nous a donné que des résultats incomplets dans la plupart des névralgies. Dans un casde sciatique, toutefois, de date récente, il diminua notablement l'intensité de la douleur.

Si le colchique restait impuissant nous n'hésiterions pas en pareille occurence, à prescrire le salcylate de soude ; mais lorsque les névralgies sont anciennes, c'est aux eaux qu'il faut de préférence s'adresser. Ainsi nous avons vu des sciatiques rebelles céder à une cure d'eau sulfatée calcaire. On pourra donc dans ces cas, conseiller Contrexéville, Vittel, Capvern, Aulus.

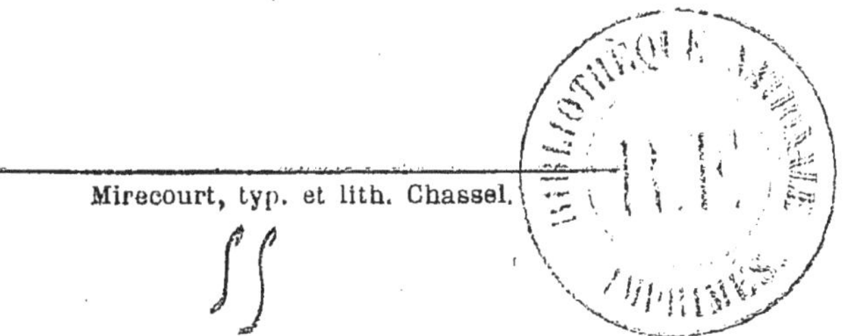

Mirecourt, typ. et lith. Chassel.

www.ingramcontent.com/pod-product-compliance
Ingram Content Group UK Ltd.
Pitfield, Milton Keynes, MK11 3LW, UK
UKHW021038220726
13924UKWH00001B/385

9 782019 968649